艾滋病标准数据集
（2022 版）

主　编　沈银忠

副主编　陈　军

编　者　（以姓氏笔画为序）

马　萍　　王　辉　　王志良　　邓爱花　　卢洪洲

代丽丽　　冯　萍　　刘　莉　　阮连国　　何浩岚

辛晓丽　　汪习成　　张仁芳　　陈小华　　陈雅红

陈耀凯　　岳建军　　赵清霞　　徐玉敏　　高　勇

韩　宁　　喻剑华　　蒙志好　　蔡　琳　　魏洪霞

上海科学技术出版社

图书在版编目（CIP）数据

艾滋病标准数据集 ：2022版 / 沈银忠主编. -- 上
海 ： 上海科学技术出版社，2022.9
ISBN 978-7-5478-5785-4

Ⅰ．①艾… Ⅱ．①沈… Ⅲ．①获得性免疫缺陷综合征
—标准—数据集—中国 Ⅳ．①R512.91-65

中国版本图书馆CIP数据核字(2022)第142451号

————————————————————————————————————

艾滋病标准数据集（2022 版）
主编 沈银忠

上海世纪出版（集团）有限公司 出版、发行
上 海 科 学 技 术 出 版 社
（上海市闵行区号景路 159 弄 A 座 9F - 10F）
邮政编码 201101 www. sstp. cn
浙江新华印刷技术有限公司印刷
开本 787×1092 1/16 印张 3.5
字数：70 千字
2022 年 9 月第 1 版 2022 年 9 月第 1 次印刷
ISBN 978 - 7 - 5478 - 5785 - 4/R · 2547
定价：38.00 元

————————————————————————————————————

本书如有缺页、错装或坏损等严重质量问题，请向工厂联系调换

内 容 提 要

本书是作者继《艾滋病及其相关疾病临床路径》后推出的艾滋病防治领域各种数据的标准数据集,作者团队汇聚了多位艾滋病诊疗领域的专家,参考国家电子病历、信息化行业标准及艾滋病领域最新诊疗指南共同构建完成。本数据集共集成人口学信息等11个标准模块,每个模块包括模块名称、参考标准、序号、子模块、数据元名称、值域/数据类型、数据加工类型等栏目,可为后续艾滋病医教研相关数据挖掘、应用奠定基础,可使艾滋病诊疗决策不断优化成为可能。

本书可供国内各级医院艾滋病临床医护人员和相关科研工作者,国家卫生健康行政管理人员以及国内医学院校相关专业师生阅读参考。

前　言

　　1981年艾滋病被发现和正式报道以来，世界上几乎所有的国家均有该病的报告，艾滋病已经成为影响人类健康的重要公共卫生问题之一。HIV感染导致人体免疫系统出现缺陷，引起多系统多器官受损，临床上主要表现为各种严重的机会性感染和肿瘤，严重危及感染者的健康。随着高效联合抗反转录病毒治疗的广泛开展，艾滋病已从致死性疾病演变为一种可以治疗但目前尚无法彻底治愈的慢性疾病，患者的预后和生存质量得到明显改善。然而，我国艾滋病患者仍存在发现迟和治疗晚的特点，确诊时往往处于艾滋病期合并各种机会性感染或肿瘤；另一方面，随着艾滋病患者生存期的延长，各种非HIV定义性疾病如代谢综合征、心脑血管疾病、慢性肝肾疾病、骨骼疾病以及非艾滋病定义性肿瘤的发病率逐年上升，目前这些疾病已经成为影响HIV感染/艾滋病患者生存质量和预后的主要原因。因此，如何不断优化艾滋病诊疗以改善艾滋病患者预后和生存质量，是目前艾滋病诊疗领域有待解决的问题。而解决这一问题的关键，就是加强艾滋病及其相关疾病的新型诊疗措施和策略的研究。

　　日常HIV感染/艾滋病患者的临床诊治中会产生海量的医疗数据，既包括了患者的临床特征、检验和检查资料，又包括治疗过程及疾病转归等临床信息。此外，还有流行病学和经济学等数据。科学合理地利用这些"大数据"，将对研究和优化艾滋病诊疗具有重要价值。然而，这些数据常缺乏结构化，没有形成规范的数据集；同时，在开展相关科学研究时，仍存在着工作量大、效率低下、错误率高且收集整理后的数据共享利用难等问题，大大限制了艾滋病相关研究的开展。因此，在医疗大数据环境下，需要建设统一、标准化的艾滋病数据集。有鉴于此，我们邀请了多位艾滋病诊疗领域的专家，参考国家电子病历、信息化行业标准、艾滋病领域最新诊疗指南，并基于各自的临床研究经验，共同构建这一标准化数据集。

　　本书的出版，我们希望能够为艾滋病专病数据库的建设以及艾滋病医教研工作，特别是对艾滋病大规模、多中心临床研究，发挥指引和促进作用，同时为提高艾滋病诊疗水平，改善患者预后做出积极贡献。本书对于其他疾病专病数据集和数据库的构建也有借鉴和参考作用。

我们深知，在艾滋病诊疗大数据研究领域我们尚属起步阶段。由于时间仓促，疏漏和错误之处在所难免，恳请各位专家、读者批评指正。后续我们将结合实际数据来源，对数据集模块及数据集进行不断更新，以不断满足临床研究需求。

沈银忠

上海市公共卫生临床中心副主任

2022 年 5 月

目　　录

人口学信息

模块名称	参 考 标 准
1. 患者人口学信息	《卫生信息数据元目录　第 1 部分：总则》(中华人民共和国卫生行业标准 WS 363.1—2011) 《卫生信息数据元目录　第 3 部分：人口学及社会经济学特征》(中华人民共和国卫生行业标准 WS 363.3—2011) 《电子病历共享文档规范　第 1 部分：病历概要》(中华人民共和国卫生行业标准 WS/T 500.1—2016) 《电子病历共享文档规范　第 32 部分：住院病案首页》(中华人民共和国卫生行业标准 WS/T 500.32—2016)

序号	数据元名称	值域/数据类型	数据加工类型
1.1	姓名	文本	映射
1.2	性别	《个人基本信息分类与代码　第 1 部分：人的性别代码》(中华人民共和国国家标准 GB/T 2261.1—2003)	映射
1.3	出生日期	日期	映射
1.4	民族	《中国各民族名称的罗马字母拼写法和代码》(中华人民共和国国家标准 GB 3304—1991)	映射
1.5	国籍	《世界各国和地区名称代码》(中华人民共和国国家标准 GB/T 2659—2000)	映射

序号	数据元名称	值域/数据类型	数据加工类型
1.6	职业类别	《个人基本信息分类与代码　第4部分：从业状况（个人身体）代码》（中华人民共和国国家标准 GB/T 2261.4—2003）	映射
1.7	婚姻状况	《个人基本信息分类与代码　第2部分：婚姻状况代码》（中华人民共和国国家标准 GB/T 2261.2—2003）	映射
1.8	籍贯省（自治区、直辖市）	《中华人民共和国行政区划代码》（中华人民共和国国家标准 GB/T 2260—2007）	映射
1.9	籍贯市（区、县）	《中华人民共和国行政区划代码》（中华人民共和国国家标准 GB/T 2260—2007）	映射
1.10	工作单位	文本	映射
1.11	现住址-省（自治区、直辖市）	《中华人民共和国行政区划代码》（中华人民共和国国家标准 GB/T 2260—2007）	映射
1.12	现住址-市（地区、州）	《中华人民共和国行政区划代码》（中华人民共和国国家标准 GB/T 2260—2007）	映射
1.13	现住址-县（区）		
1.14	现住址-乡（镇、街道办事处）	《中华人民共和国行政区划代码》（中华人民共和国国家标准 GB/T 2260—2007）	映射
1.15	现住址-村（街、路、弄等）	《中华人民共和国行政区划代码》（中华人民共和国国家标准 GB/T 2260—2007）	映射
1.16	现住址-门牌号码	《中华人民共和国行政区划代码》（中华人民共和国国家标准 GB/T 2260—2007）	映射
1.17	身份证号	18个字符	映射

序号	数据元名称	值域/数据类型	数据加工类型
1.18	联系人姓名	文本	映射
1.19	联系人关系	文本	映射
1.20	联系电话	文本	映射
1.21	病案号	文本	映射
1.22	住院号	文本	映射
1.23	门诊编号	文本	映射
1.24	是否死亡	是,否,未知	映射
1.25	死亡日期	YYYY-MM-DD	映射
1.26	ABO血型	A，B，AB，O，未查	映射
1.27	Rh血型	阳性,阴性,未查	映射
1.28	医疗付费方式	城镇职工基本医疗保险,城镇居民基本医疗保险,新型农村合作医疗,贫困救助,商业医疗保险,自费,异地参保,其他	映射
1.29	就诊日期	YYYY-MM-DD	映射
1.30	入院日期	YYYY-MM-DD	映射
1.31	就诊信息	文本	映射
1.32	出院日期	YYYY-MM-DD	映射
1.33	住院天数	文本	逻辑计算

一 人口学信息

② 一诉五史

模块名称	参 考 标 准
2. 一诉五史	《卫生信息数据元目录　第 1 部分：总则》(中华人民共和国卫生行业标准 WS 363.1—2011) 《电子病历基本数据集　第 12 部分：入院记录》(中华人民共和国卫生行业标准 WS 445.12—2014) 《病历书写基本规范》(卫医政发〔2010〕11 号) 《电子病历共享文档规范　第 1 部分：病历概要》(中华人民共和国卫生行业标准 WS/T 500—2016)

序号	子模块	数据元名称	值域/数据类型	数据加工类型
2.1	主诉	入院日期	YYYY‑MM‑DD	映射
2.2	主诉	主诉	文本	映射
2.3	主诉	主诉信息、阳性症状体征	文本	结构化＋归一
2.4	主诉	主诉信息、病程	相对时间	结构化＋归一
2.5	现病史	现病史	文本	映射
2.6	现病史	阳性症状	文本	结构化＋归一
2.7	现病史	首次发病时间	YYYY‑MM‑DD	逻辑计算
2.8	现病史	首次发病临床表现	文本	结构化＋归一

序号	子模块	数据元名称	值域/数据类型	数据加工类型
2.9	现病史	首次发病病程	相对时间	逻辑计算
2.10	现病史	确诊 HIV/AIDS	是,否	映射
2.11	现病史	诊断 HIV/AIDS 时间	YYYY - MM - DD	映射
2.12	现病史	是否进行 CD4$^+$T 细胞计数检测	是,否,未知	映射
2.13	现病史	CD4$^+$T 细胞计数检测时间	YYYY - MM - DD	映射
2.14	现病史	CD4$^+$T 细胞计数水平	文本	映射
2.15	现病史	是否进行 HIV 载量检测	是,否,未知	映射
2.16	现病史	HIV 载量检测时间	YYYY - MM - DD	映射
2.17	现病史	HIV 载量	文本	映射
2.18	现病史	是否进行 HIV 耐药检测	是,否,未知	映射
2.19	现病史	HIV 耐药检测时间	YYYY - MM - DD	映射
2.20	现病史	HIV 耐药检测报告	文本	映射
2.21	现病史	是否开始抗反转录病毒治疗	是,否,未知	映射
2.22	现病史	开始抗反转录病毒时间	YYYY - MM - DD	映射
2.23	现病史	起始抗反转录病毒方案	文本	映射
2.24	现病史	是否更换过抗反转录病毒治疗方案	是,否,未知	映射
2.25	现病史	更换抗反转录病毒方案原因	文本	映射
2.26	现病史	更换抗反转录病毒方案时间	YYYY - MM - DD	映射

序号	子模块	数据元名称	值域/数据类型	数据加工类型
2.27	现病史	目前抗反转录病毒方案	文本	映射
2.28	现病史	合并疾病	是,否	逻辑计算
2.29	现病史	合并疾病种类	文本	结构化＋归一
2.30	现病史	是否出现体重改变	是,否,未知	结构化＋归一
2.31	现病史	体重改变情况	数值增加,减轻,不变	结构化＋归一
2.32	现病史	体重改变时间	数值	结构化＋归一
2.33	现病史	体重改变数量	数值	结构化＋归一
2.34	现病史	是否有既往疾病史	是,否	结构化
2.35	既往史	既往史	文本	映射
2.36	既往史	既往疾病名称	文本	结构化＋归一
2.37	既往史	是否有手术史	是,否	结构化
2.38	既往史	手术名称	文本	结构化＋归一
2.39	既往史	是否有传染病史	是,否	结构化
2.40	既往史	是否有过敏史传染病名称	文本	结构化＋归一
2.41	既往史	是否有过敏史	是,否	结构化
2.42	既往史	过敏原名称	文本	结构化＋归一
2.43	既往史	是否有输血史	是,否	结构化
2.44	既往史	是否有高血压	文本	结构化

序号	子模块	数据元名称	值域/数据类型	数据加工类型
2.45	既往史	是否有糖尿病	是,否	结构化
2.46	既往史	是否有肝炎	是,否	结构化
2.47	既往史	是否有结核	是,否	结构化
2.48	个人史	个人史	文本	映射
2.49	个人史	是否有毒物接触史	是,否	结构化
2.50	个人史	是否有疫区接触史	是,否	结构化
2.51	个人史	是否有冶游史	文本	结构化
2.52	个人史	是否吸烟量(支/d)	是,否	结构化
2.53	个人史	日吸烟量(支/d)	数值	结构化
2.54	个人史	烟龄(Y)	数值	结构化
2.55	个人史	是否戒烟	是,否	结构化
2.56	个人史	日饮酒量(g/d)	数值	结构化
2.57	个人史	酒龄(Y)	数值	结构化
2.58	个人史	是否戒酒	是,否	结构化
2.59	家族史	是否有疾病家族史	是,否	结构化
2.60	家族史	是否有疾病家族史、疾病名称	是,否	结构化
2.61	家族史	疾病家族史、疾病名称	文本	结构化＋归一
2.62	家族史	疾病家族史、亲属关系	文本	结构化＋归一

序号	子模块	数据元名称	值域/数据类型	数据加工类型
2.63	家族史	父母是否有艾滋病	是,否	结构化
2.64	月经婚育史	月经初潮年龄(岁)	数值	结构化
2.65	月经婚育史	月经最长天数(d)	数值	结构化
2.66	月经婚育史	月经最短天数(d)	数值	结构化
2.67	月经婚育史	月经是否规律	是,否	结构化
2.68	月经婚育史	是否绝经	是,否	结构化
2.69	月经婚育史	末次月经日期	YYYY-MM-DD	结构化
2.70	月经婚育史	绝经年龄(岁)	数值	结构化
2.71	月经婚育史	流产次数(次)	数值	结构化
2.72	月经婚育史	生育个数(个)	数值	结构化
2.73	月经婚育史	活胎次数(次)	数值	结构化
2.74	月经婚育史	怀孕次数(次)	数值	映射

3

体格检查

模块名称	参 考 标 准
3. 体格检查	《卫生信息数据元目录　第 1 部分：总则》(中华人民共和国卫生行业标准 WS 363.1—2011) 《卫生信息数据元目录　第 7 部分：体格检查》(中华人民共和国卫生行业标准 WS/T 500—2016) 《电子病历基本数据集　第 12 部分：入院记录》(中华人民共和国卫生行业标准 WS 445.12—2014) 《病历书写基本规范》(卫医政发〔2010〕11 号)

序号	子模块	数据元名称	值域/数据类型	数据加工类型
3.1	生命体征	检查日期	YYYY - MM - DD	映射
3.2	生命体征	体温(℃)	数值	映射
3.3	生命体征	收缩压(mmHg)	数值	映射
3.4	生命体征	舒张压(mmHg)	数值	映射
3.5	生命体征	呼吸频率(次/min)	数值	映射
3.6	生命体征	心率(次/min)	数值	映射
3.7	生命体征	体重(kg)	数值	映射
3.8	生命体征	身高(cm)	数值	映射

序号	子模块	数据元名称	值域/数据类型	数据加工类型
3.9	生命体征	BMI	数值	逻辑计算
3.10	生命体征	体表面积(m²)	数值	逻辑计算
3.11	体格检查	检查日期	YYYY－MM－DD	映射
3.12	体格检查	神志	清,欠清,谵妄,嗜睡,昏迷	结构化＋归一
3.13	体格检查	体型	消瘦,正常,肥胖	结构化＋归一
3.14	体格检查	发绀	是,否	结构化＋归一
3.15	体格检查	口唇苍白	是,否	结构化＋归一
3.16	体格检查	口腔白斑	是,否	结构化＋归一
3.17	体格检查	皮肤黄染	是,否	结构化＋归一
3.18	体格检查	皮疹	是,否	结构化＋归一
3.19	体格检查	皮疹形态	文本	映射
3.20	体格检查	皮疹部位	文本	结构化＋归一
3.21	体格检查	巩膜黄染	是,否	结构化＋归一
3.22	体格检查	淋巴结肿大	是,否	结构化＋归一
3.23	体格检查	淋巴结肿大位置	耳前,耳后,枕,下颌,颏下,颈前,颈后,锁骨上,腋窝,腹股沟	结构化＋归一
3.24	体格检查	颈强直	是,否	结构化＋归一
3.25	体格检查	呼吸音	减弱,消失,增强,湿啰音,哮鸣音,胸膜摩擦音,捻发音	结构化＋归一

序号	子模块	数据元名称	值域/数据类型	数据加工类型
3.26	体格检查	腹部压痛	是,否	结构化＋归一
3.27	体格检查	腹部反跳痛	是,否	结构化＋归一
3.28	体格检查	下肢水肿	是,否	结构化＋归一
3.29	体格检查	病理征	阴性,阳性,未做	结构化＋归一
3.30	体格检查	肌力	0级,1级,2级,3级,4级,5级,未做	结构化＋归一
3.31	体格检查	肌力检查部位	左上肢,左下肢,右上肢,右下肢	结构化＋归一
3.32	体格检查	肌张力	减弱,正常,增强	结构化＋归一
3.33	体格检查	检查日期	YYYY－MM－DD	映射
3.34	体格检查	腰椎穿刺测压(mmH$_2$O)	数值	映射
3.35	体格检查	GCS评分	数值	映射
3.36	体格检查	毛细血管充盈时间(s)	数值	映射
3.37	体格检查	入院体表面积(m^2)	数值	逻辑计算
3.38	专科检查	是否牙龈肿胀	是,否	结构化
3.39	专科检查	是否有腹部肿块	是,否	结构化
3.40	专科检查	是否有睾丸肿大	是,否	结构化
3.41	专科检查	是否中枢神经浸润	是,否	结构化
3.42	专科检查	是否眼部浸润	是,否	结构化

序号	子模块	数据元名称	值域/数据类型	数据加工类型
3.43	专科检查	是否淋巴结浸润	是,否	结构化
3.44	专科检查	是否骨骼和关节浸润	是,否	结构化
3.45	专科检查	是否口腔浸润	是,否	结构化
3.46	专科检查	是否皮肤浸润	是,否	结构化
3.47	专科检查	是否睾丸浸润	是,否	结构化
3.48	身体状况评价	评价时间	YYYY-MM-DD	映射
3.49	身体状况评价	KPS 评分	数值	结构化
3.50	身体状况评价	ECOG 评分	数值	结构化

4 诊断信息

模块名称	参　考　标　准
4. 诊断	《卫生信息数据元目录　第 1 部分：总则》(中华人民共和国卫生行业标准 WS 363.1—2011) 《电子病历基本数据集　第 12 部分：入院记录》(中华人民共和国卫生行业标准 WS 445.12—2014) 《病历书写基本规范》(卫医政发〔2010〕11 号) 《电子病历共享文档规范　第 6 部分：检查报告》(中华人民共和国卫生行业标准 WS/T 500.6—2016) 《疾病和有关健康问题的国际统计分类第十次修订本(ICD‐10)》(第二版，人民卫生出版社，2008)

序号	子模块	数据元名称	值域/数据类型	数据加工类型
4.1	全部诊断	诊断日期	YYYY‐MM‐DD	映射
4.2	全部诊断	诊断名称	文本	映射
4.3	全部诊断	ICD‐10 诊断名称	文本	映射
4.4	全部诊断	ICD‐10 诊断编码	文本	映射
4.5	全部诊断	诊断来源	门诊,急诊,入院,出院	映射
4.6	全部诊断	诊断顺位	数值	映射
4.7	淋巴瘤诊断	弥漫大 B 细胞淋巴瘤分型	GCB, non‐GCB	结构化

序号	子模块	数据元名称	值域/数据类型	数据加工类型
4.8	淋巴瘤诊断	Ann Arbor 分期	Ⅰ期，ⅠE期，Ⅱ期，ⅡE期，Ⅲ期，Ⅳ期，A，B，S，X	结构化＋归一
4.9	淋巴瘤诊断	Lugano 分期	Ⅰ期，Ⅱ期，Ⅲ期，Ⅳ期	结构化＋归一
4.10	淋巴瘤诊断	IPI 评分	数值	结构化＋归一
4.11	诊断概览	首诊年龄（岁）	数值	逻辑运算
4.12	诊断概览	首诊 ICD-10 分类	文本	逻辑运算
4.13	诊断概览	首诊 B 症状	有，无	逻辑运算
4.14	诊断概览	首诊 ECOG 评分	0，1，2，3，4	逻辑运算
4.15	诊断概览	首次 Ann Arbor 分期	Ⅰ期，ⅠE期，Ⅱ期，ⅡE期，Ⅲ期，Ⅳ期，A/B，S，X	逻辑运算
4.16	诊断概览	首次 IPI 评分	数值	逻辑运算
4.17	治疗前肿瘤评价（可测量）	病灶部位	文本	逻辑运算
4.18	治疗前肿瘤评价（可测量）	首诊淋巴结最长径（mm）	数值	逻辑运算
4.19	治疗前肿瘤评价（可测量）	淋巴结最长径（mm）	数值	逻辑运算
4.20	治疗前肿瘤评价（可测量）	淋巴结最长径的垂直径（mm）	数值	逻辑运算
4.21	治疗前肿瘤评价（可测量）	淋巴结最长径垂直径乘积（mm^2）	数值	逻辑运算

序号	子模块	数据元名称	值域/数据类型	数据加工类型
4.22	治疗前肿瘤评价（可测量）	淋巴结最长径垂直径乘积总和（SPD）（mm²）	数值	逻辑运算
4.23	治疗前肿瘤评价（可测量）	首诊脾脏大小（cm³）	数值	逻辑运算
4.24	治疗前肿瘤评价（可测量）	是否有不可测量病灶	是,否	逻辑运算
4.25	治疗前肿瘤评价（可测量）	不可测量病灶（mm）	文本	逻辑运算
4.26	治疗概览	首次获得完全缓解时间（d）	YYYY-MM-DD	逻辑运算
4.27	治疗概览	首次获得完全缓解疗程数（次）	数值	逻辑运算
4.28	治疗概览	首次获得部分缓解时间（d）	YYYY-MM-DD	逻辑运算
4.29	治疗概览	首次获得部分缓解疗程数（个）	数值	逻辑运算
4.30	治疗概览	首次疾病进展时间（d）	YYYY-MM-DD	逻辑运算
4.31	治疗概览	是否复发	是,否	逻辑运算
4.32	治疗概览	首次复发时间	YYYY-MM-DD	逻辑运算
4.33	治疗概览	是否疾病稳定	是,否	逻辑运算
4.34	治疗概览	首次疾病稳定时间	YYYY-MM-DD	逻辑运算
4.35	治疗概览	是否疾病进展	是,否	逻辑运算

实验室检测

模块名称	参 考 标 准
5. 实验室检查	《卫生信息数据元目录　第 1 部分：总则》(中华人民共和国卫生行业标准 WS 363.1—2011) 《电子病历基本数据集　第 12 部分：入院记录》(中华人民共和国卫生行业标准 WS 445.12—2014) 《病历书写基本规范》(卫医政发〔2010〕11 号) 《电子病历共享文档规范　第 7 部分：检验报告》(中华人民共和国卫生行业标准 WS/T 500.7—2016) 《中国艾滋病诊疗指南(2021 年版)》(中华医学会感染病学分会艾滋病丙型肝炎学组　中国疾病预防控制中心)

序号	子模块	数据元名称	值域/数据类型	数据加工类型
5.1	血常规	检查日期	YYYY－MM－DD	映射
5.2	血常规	白细胞数(10^9/L)	文本	映射
5.3	血常规	中性粒细胞比例(%)	文本	映射
5.4	血常规	中性粒细胞计数(10^9/L)	文本	映射
5.5	血常规	单核细胞比例(%)	文本	映射
5.6	血常规	单核细胞计数(10^9/L)	文本	映射
5.7	血常规	淋巴细胞比例(%)	文本	映射

序号	子模块	数据元名称	值域/数据类型	数据加工类型
5.8	血常规	淋巴细胞计数（10^9/L）	文本	映射
5.9	血常规	嗜酸性粒细胞比例（%）	文本	映射
5.10	血常规	嗜酸性粒细胞计数（10^9/L）	文本	映射
5.11	血常规	嗜碱性粒细胞比例（%）	文本	映射
5.12	血常规	嗜碱性粒细胞计数（10^9/L）	文本	映射
5.13	血常规	红细胞计数（10^{12}/L）	文本	映射
5.14	血常规	平均红细胞体积（%）	文本	映射
5.15	血常规	血红蛋白（g/L）	文本	映射
5.16	血常规	平均血红蛋白浓度（g/L）	文本	映射
5.17	血常规	平均血红蛋白含量（pg）	文本	映射
5.18	血常规	红细胞压积（%）	文本	映射
5.19	血常规	红细胞分布宽度（%）	文本	映射
5.20	血常规	平均血小板体积（fl）	文本	映射
5.21	血常规	血小板总数（10^9/L）	文本	映射
5.22	血常规	血小板压积（%）	文本	映射
5.23	血常规	血小板分布宽度（%）	文本	映射
5.24	尿常规	检查日期	YYYY - MM - DD	映射
5.25	尿常规	尿比重	文本	映射

序号	子模块	数据元名称	值域/数据类型	数据加工类型
5.26	尿常规	白细胞计数（10^{12}/L）	文本	映射
5.27	尿常规	白细胞计数（/HPF）	文本	映射
5.28	尿常规	红细胞计数（/HPF）	文本	映射
5.29	尿常规	隐血	阴性,阳性	映射
5.30	尿常规	胆红素	阴性,阳性	映射
5.31	尿常规	酮体	阴性,阳性,弱阴性,弱阳性	映射
5.32	尿常规	葡萄糖	阴性,阳性	映射
5.33	粪常规	检查日期	YYYY-MM-DD	映射
5.34	粪常规	寄生虫	阴性,阳性	映射
5.35	粪常规	隐血	阴性,阳性	映射
5.36	生化常规	检查日期	YYYY-MM-DD	映射
5.37	生化常规	C反应蛋白（mg/L）	数值	映射
5.38	生化常规	检查日期	YYYY-MM-DD	映射
5.39	生化常规	谷丙转氨酶（U/L）	数值	映射
5.40	生化常规	谷草转氨酶（U/L）	数值	映射
5.41	生化常规	总胆红素（μmol/L）	数值	映射
5.42	生化常规	直接胆红素（μmol/L）	数值	映射
5.43	生化常规	间接胆红素（μmol/L）	数值	映射

序号	子模块	数据元名称	值域/数据类型	数据加工类型
5.44	生化常规	白蛋白(g/L)	数值	映射
5.45	生化常规	γ-谷氨酰转肽酶(U/L)	数值	映射
5.46	生化常规	球蛋白(g/L)	数值	映射
5.47	生化常规	总胆汁酸(μmol/L)	数值	映射
5.48	生化常规	白蛋白(g/L)	数值	映射
5.49	生化常规	前白蛋白(mg/L)	数值	映射
5.50	生化常规	碱性磷酸酶(U/L)	数值	映射
5.51	生化常规	尿酸(μmol/L)	数值	映射
5.52	生化常规	尿素(mmol/L)	数值	映射
5.53	生化常规	肌酐(μmol/L)	数值	映射
5.54	生化常规	半胱氨酸蛋白酶抑制剂 C(mg/L)	数值	映射
5.55	生化常规	eGFR(ml/min · 1.73m^2)	数值	映射
5.56	生化常规	钾(mmol/L)	数值	映射
5.57	生化常规	钠(mmol/L)	数值	映射
5.58	生化常规	氯(mmol/L)	数值	映射
5.59	生化常规	镁(mmol/L)	数值	映射
5.60	生化常规	甘油三酯(mmol/L)	数值	映射
5.61	生化常规	总胆固醇(mmol/L)	数值	映射

序号	子模块	数据元名称	值域/数据类型	数据加工类型
5.62	生化常规	高密度脂蛋白(mmol/L)	数值	映射
5.63	生化常规	低密度脂蛋白(mmol/L)	数值	映射
5.64	生化常规	非高密度脂蛋白(mmol/L)	数值	映射
5.65	生化常规	葡萄糖(mmol/L)	数值	映射
5.66	生化常规	乳酸(mmol/L)	数值	映射
5.67	生化常规	乳酸脱氢酶(U/L)	数值	映射
5.68	生化常规	脑钠肽(pg/ml)	数值	映射
5.69	生化常规	N端-脑钠肽前体(pg/ml)	数值	映射
5.70	生化常规	肌红蛋白(μg/L)	数值	映射
5.71	生化常规	肌钙蛋白 I(μg/L)	数值	映射
5.72	生化常规	同型半胱氨酸(μmol/L)	数值	映射
5.73	生化常规	肌酸激酶同工酶(U/L)	数值	映射
5.74	肿瘤标志物	癌胚抗原(ng/ml)	数值	映射
5.75	肿瘤标志物	甲胎蛋白(ng/ml)	数值	映射
5.76	肿瘤标志物	糖类抗原 CA125(U/ml)	数值	映射
5.77	肿瘤标志物	糖类抗原 CA19 - 9(U/ml)	数值	映射
5.78	肿瘤标志物	糖类抗原 CA15 - 3(U/ml)	数值	映射
5.79	肿瘤标志物	总前列腺特异性抗原(ng/mL)	数值	映射

序号	子模块	数据元名称	值域/数据类型	数据加工类型
5.80	肿瘤标志物	游离与总前列腺特异性抗原比值	数值	映射
5.81	细胞因子检查	白细胞介素-1β(μg/L)	数值	映射
5.82	细胞因子检查	白细胞介素-2(μg/L)	数值	映射
5.83	细胞因子检查	白细胞介素-4(μg/L)	数值	映射
5.84	细胞因子检查	白细胞介素-5(μg/L)	数值	映射
5.85	细胞因子检查	白细胞介素-6(μg/L)	数值	映射
5.86	细胞因子检查	白细胞介素-8(μg/L)	数值	映射
5.87	细胞因子检查	白细胞介素-10(μg/L)	数值	映射
5.88	细胞因子检查	白细胞介素-12(μg/L)	数值	映射
5.89	细胞因子检查	白细胞介素-15(μg/L)	数值	映射
5.90	细胞因子检查	白细胞介素-17(μg/L)	数值	映射
5.91	细胞因子检查	γ-干扰素(μg/L)	数值	映射
5.92	细胞因子检查	α-干扰素(μg/L)	数值	映射
5.93	细胞因子检查	肿瘤坏死因子α(pg/ml)	数值	映射
5.94	糖化血红蛋白	检查日期	YYYY-MM-DD	映射
5.95	糖化血红蛋白	糖化血红蛋白(%)	数值	映射
5.96	血气分析	检查日期	YYYY-MM-DD	映射
5.97	血气分析	乳酸(mmol/L)	数值	映射

序号	子模块	数据元名称	值域/数据类型	数据加工类型
5.98	血气分析	总二氧化碳结合力(mmol/L)	数值	映射
5.99	血气分析	血氧饱和度(%)	数值	映射
5.100	血气分析	氧分压(mmHg)	数值	映射
5.101	血气分析	pH	数值	映射
5.102	血气分析	总二氧化碳分压(mmHg)	数值	映射
5.103	血气分析	标准剩余碱(mmol/L)	数值	映射
5.104	血气分析	实际剩余碱(mmol/L)	数值	映射
5.105	血气分析	乳酸(mmol/L)	数值	映射
5.106	血气分析	标准碳酸氢根(mmol/L)	数值	映射
5.107	凝血功能	检查日期	YYYY－MM－DD	映射
5.108	凝血功能	凝血酶原时间(s)	数值	映射
5.109	凝血功能	D－二聚体(μg/ml)	数值	映射
5.110	凝血功能	纤维蛋白原(g/L)	数值	映射
5.111	凝血功能	纤维蛋白原降解产物(μg/ml)	数值	映射
5.112	凝血功能	国际标准化比率	数值	映射
5.113	凝血功能	凝血时间(s)	数值	映射
5.114	其他病原体免疫学检测	检测时间	YYYY－MM－DD	映射

序号	子模块	数据元名称	值域/数据类型	数据加工类型
5.115	其他病原体免疫学检测	乙肝表面抗原	阴性,阳性	映射
5.116	其他病原体免疫学检测	乙肝表面抗体	阴性,阳性	映射
5.117	其他病原体免疫学检测	乙肝 e 抗原	阴性,阳性	映射
5.118	其他病原体免疫学检测	乙肝 e 抗体	阴性,阳性	映射
5.119	其他病原体免疫学检测	乙肝核心抗体	阴性,阳性	映射
5.120	其他病原体免疫学检测	丙肝抗体检测	阴性,阳性	映射
5.121	其他病原体免疫学检测	检查日期	YYYY－MM－DD	映射
5.122	其他病原体免疫学检测	巨细胞病毒 IgG 抗体	阴性,阳性	映射
5.123	其他病原体免疫学检测	巨细胞病毒 IgM 抗体	阴性,阳性	映射
5.124	其他病原体免疫学检测	检查日期	YYYY－MM－DD	映射
5.125	其他病原体免疫学检测	EB 病毒 IgG 抗体	阴性,阳性	映射

序号	子模块	数据元名称	值域/数据类型	数据加工类型
5.126	其他病原体免疫学检测	检查日期	YYYY－MM－DD	映射
5.127	其他病原体免疫学检测	γ干扰素释放试验（T－SPOT.TB）	阴性,阳性	映射
5.128	其他病原体免疫学检测	检查日期	YYYY－MM－DD	映射
5.129	其他病原体免疫学检测	梅毒螺旋体特异性抗体	阴性,阳性	映射
5.130	其他病原体免疫学检测	梅毒不加热血清学试验	阴性,阳性	映射
5.131	其他病原体免疫学检测	标本来源	数值	映射
5.132	其他病原体免疫学检测	检查日期	YYYY－MM－DD	映射
5.133	其他病原体免疫学检测	γ干扰素释放试验（IGRA）	阴性,阳性	映射
5.134	其他病原体免疫学检测	检查日期	YYYY－MM－DD	映射
5.135	其他病原体免疫学检测	HIV抗原/抗体	阴性,阳性	映射
5.136	核酸检测（PCR）	检查日期	YYYY－MM－DD	映射

序号	子模块	数据元名称	值域/数据类型	数据加工类型
5.137	核酸检测（PCR）	CMV 载量（copies/ml）	数值	映射
5.138	核酸检测（PCR）	标本来源	文本	映射
5.139	核酸检测（PCR）	检查日期	YYYY－MM－DD	映射
5.140	核酸检测（PCR）	HCV 载量（copies/ml）	数值	映射
5.141	核酸检测（PCR）	检查日期	YYYY－MM－DD	映射
5.142	核酸检测（PCR）	HBV 载量（copies/ml）	数值	映射
5.143	核酸检测（PCR）	检查日期	YYYY－MM－DD	映射
5.144	核酸检测（PCR）	EBV 载量（copies/ml）	数值	映射
5.145	核酸检测（PCR）	检查日期	YYYY－MM－DD	映射
5.146	核酸检测（PCR）	HIV 载量（copies/ml）	数值	映射
5.147	核酸检测（PCR）	检查日期	YYYY－MM－DD	映射
5.148	核酸检测（PCR）	HIV 耐药	文本	映射
5.149	核酸检测（PCR）	检查日期	YYYY－MM－DD	映射
5.150	核酸检测（PCR）	Gene Xpert	阴性，阳性	映射
5.151	核酸检测（PCR）	标本来源	文本	映射
5.152	核酸检测（PCR）	检查日期	YYYY－MM－DD	映射
5.153	核酸检测（PCR）	分枝杆菌测序	文本	映射
5.154	核酸检测（PCR）	标本来源	文本	映射

5　实验室检测

序号	子模块	数据元名称	值域/数据类型	数据加工类型
5.155	病原学检测	检查日期	YYYY－MM－DD	映射
5.156	病原学检测	细菌涂片	阴性,阳性	映射
5.157	病原学检测	标本来源	文本	映射
5.158	病原学检测	细菌	文本	映射
5.159	病原学检测	检查日期	YYYY－MM－DD	映射
5.160	病原学检测	真菌涂片	阴性,阳性	映射
5.161	病原学检测	标本来源	文本	映射
5.162	病原学检测	真菌	文本	映射
5.163	病原学检测	检查日期	YYYY－MM－DD	映射
5.164	病原学检测	抗酸染色涂片	阴性,阳性	映射
5.165	病原学检测	标本来源	文本	映射
5.166	病原学检测	检查日期	YYYY－MM－DD	映射
5.167	病原学检测	分枝杆菌培养	阴性、阳性	映射
5.168	病原学检测	标本来源	文本	映射
5.169	病原学检测	检查日期	YYYY－MM－DD	映射
5.170	病原学检测	MPB64 抗原	阴性、阳性	映射
5.171	病原学检测	标本来源	文本	映射
5.172	病原学检测	检查日期	YYYY－MM－DD	映射

序号	子模块	数据元名称	值域/数据类型	数据加工类型
5.173	病原学检测	细菌培养	阴性,阳性	映射
5.174	病原学检测	标本来源	文本	映射
5.175	病原学检测	细菌	文本	映射
5.176	病原学检测	检查日期	YYYY-MM-DD	映射
5.177	病原学检测	真菌培养	阴性,阳性	映射
5.178	病原学检测	标本来源	文本	映射
5.179	病原学检测	真菌	文本	映射
5.180	病原学检测	检查日期	YYYY-MM-DD	映射
5.181	病原学检测	抗酸染色培养	阴性,阳性	映射
5.182	病原学检测	标本来源	文本	映射
5.183	病原学检测	检查日期	YYYY-MM-DD	映射
5.184	病原学检测	降钙素原(ng/ml)	数值	映射
5.185	病原学检测	检查日期	YYYY-MM-DD	映射
5.186	病原学检测	半乳甘露聚糖(μg/L)	数值	映射
5.187	病原学检测	标本来源	文本	映射
5.188	病原学检测	检查日期	YYYY-MM-DD	映射
5.189	病原学检测	$1-3-\beta-D$葡聚糖(pg/ml)	数值	映射
5.190	病原学检测	标本来源	文本	映射

序号	子模块	数据元名称	值域/数据类型	数据加工类型
5.191	病原学检测	检查日期	YYYY－MM－DD	映射
5.192	病原学检测	内毒素(pg/ml)	数值	映射
5.193	病原学检测	检查日期	YYYY－MM－DD	映射
5.194	病原学检测	隐球菌抗原	阴性,阳性	映射
5.195	病原学检测	标本来源	文本	映射
5.196	脑脊液检查	脑脊液检查时间	YYYY－MM－DD	映射
5.197	脑脊液检查	脑脊液白细胞数(10^6/L)	数值	映射
5.198	脑脊液检查	脑脊液单核细胞百分比(%)	数值	映射
5.199	脑脊液检查	脑脊液淋巴细胞百分比(%)	数值	映射
5.200	脑脊液检查	脑脊液红细胞数(10^6/L)	数值	映射
5.201	脑脊液检查	脑脊液糖(mmol/L)	数值	映射
5.202	脑脊液检查	脑脊液氯(mmol/L)	数值	映射
5.203	脑脊液检查	脑脊液蛋白(mg/L)	数值	映射
5.204	细胞免疫学检查	检查日期	YYYY－MM－DD	映射
5.205	细胞免疫学检查	$CD3^+$ T 细胞计数(cells/μl)	数值	映射
5.206	细胞免疫学检查	$CD4^+$ 辅助 T 细胞计数百分比(%)	数值	映射
5.207	细胞免疫学检查	$CD4^+$ 辅助 T 细胞绝对数(cells/μl)	数值	映射
5.208	细胞免疫学检查	$CD8^+$ 杀伤 T 细胞计数百分比(%)	数值	映射

序号	子模块	数据元名称	值域/数据类型	数据加工类型
5.209	细胞免疫学检查	CD8$^+$ 杀伤 T 细胞绝对数(cells/μl)	数值	映射
5.210	细胞免疫学检查	CD4/CD8 比值	数值	映射
5.211	荧光原位杂交(FISH)检测	检查日期	YYYY－MM－DD	映射
5.212	荧光原位杂交(FISH)检测	标本类型	骨髓,外周血,脑脊液,淋巴结,其他	映射
5.213	荧光原位杂交(FISH)检测	描述	文本	映射
5.214	荧光原位杂交(FISH)检测	意义	文本	映射
5.215	荧光原位杂交(FISH)检测	结论	文本	映射
5.216	基因重排检测	检查日期	YYYY－MM－DD	映射
5.217	基因重排检测	标本类型及部位	骨髓,外周血,脑脊液,淋巴结,其他	映射
5.218	基因重排检测	结论	文本	映射
5.219	基因检测	检查日期	YYYY－MM－DD	映射
5.220	基因检测	标本类型及部位	骨髓,外周血,脑脊液,淋巴结,其他	映射
5.221	基因检测	突变基因名称	文本	映射
5.222	基因检测	突变基因转录本 ID	文本	映射
5.223	基因检测	突变位置	文本	映射

序号	子模块	数据元名称	值域/数据类型	数据加工类型
5.224	基因检测	核苷酸改变	文本	映射
5.225	基因检测	氨基酸改变	文本	映射
5.226	基因检测	突变频率	数值	映射
5.227	基因检测	意义	文本	映射
5.228	微小残留病变	检查日期	YYYY－MM－DD	映射
5.229	微小残留病变	标本类型	骨髓,外周血,脑脊液,淋巴结,其他	映射
5.230	微小残留病变	检验套餐名称	文本	映射
5.231	微小残留病变	检验结果	文本	映射
5.232	微小残留病变	检验结论	文本	映射
5.233	微小残留病变	细胞比例（%）	数值	结构化
5.234	微小残留病变	检查日期	YYYY－MM－DD	映射
5.235	微小残留病变	抗原表型	BCL2、CD1、CD1c、CD2、CD3、c/sCD3、CD4、CD5、CD7、CD8、CD19、CD20、CD22、CD23、CD24、CD25、CD56、CD57、CD59、cCD79a、CD79b、CD80、CD81、CD83、CD86、CD90、CD94、CD96、CD97、CD99、CD103、CD123、CD200、CD16、fmc7、sIgM、sIgD、CD43 等	映射
5.236	微小残留病变	检测结果定性	表达,部分表达,不表达	结构化＋归一
5.237	微小残留病变	检测结果定量	数值	映射

⑥

影像学检查

模块名称	参 考 标 准
6. 影像学检查	《电子病历基本数据集　第 4 部分：检查检验记录》(中华人民共和国卫生行业标准 WS 445.4—2014) 《中国艾滋病诊疗指南(2021 年版)》(中华医学会感染病学分会艾滋病丙型肝炎学组　中国疾病预防控制中心)

序号	子模块	数据元名称	值域/数据类型	数据加工类型
6.1	全部检查	检查日期	YYYY - MM - DD	映射
6.2	全部检查	检查类型	文本	映射
6.3	全部检查	检查名称	文本	映射
6.4	全部检查	检查部位	文本	映射
6.5	全部检查	检查所见	文本	映射
6.6	全部检查	检查结论	文本	映射
6.7	超声检查	检查日期	YYYY - MM - DD	映射
6.8	超声检查	是否有淋巴结肿大	是, 否	结构化
6.9	超声检查	淋巴结肿大部位	文本	结构化 + 归一

序号	子模块	数据元名称	值域/数据类型	数据加工类型
6.10	超声检查	是否肝肿大	是,否	结构化
6.11	超声检查	是否脾肿大	是,否	结构化
6.12	超声检查	是否肝硬化	是,否	结构化
6.13	超声检查	是否脂肪肝	是,否	结构化
6.14	超声心动图	检查日期	YYYY－MM－DD	映射
6.15	超声心动图	检查所见	文本	映射
6.16	超声心动图	左室射血分数（％）	数值	结构化
6.17	超声心动图	左室短轴缩短率(FS)值（％）	数值	结构化
6.18	心电图	检查日期	YYYY－MM－DD	映射
6.19	心电图	检查结果	数值	结构化＋归一
6.20	骨密度	检查日期	YYYY－MM－DD	映射
6.21	骨密度	是否有骨量减少	是,否	结构化
6.22	骨密度	检测部位	文本	结构化
6.23	骨密度	骨密度 Z 值	数值	映射
6.24	骨密度	骨密度 T 值	数值	映射
6.25	CT	检查日期	YYYY－MM－DD	映射
6.26	CT	检查部位	文本	映射
6.27	CT	检查结论	文本	映射

序号	子模块	数据元名称	值域/数据类型	数据加工类型
6.28	CT	是否有淋巴结肿大	是,否	结构化＋归一
6.29	CT	淋巴结肿大部位	文本	结构化＋归一
6.30	CT	是否有空洞	是,否	结构化＋归一
6.31	CT	空洞部位	文本	结构化＋归一
6.32	CT	是否有肿块	是,否	结构化＋归一
6.33	CT	肿块大小	数值	结构化＋归一
6.34	CT	肿块位置	文本	结构化＋归一
6.35	MRI	检查日期	YYYY－MM－DD	映射
6.36	MRI	检查部位	文本	映射
6.37	MRI	检查结论	文本	映射
6.38	PET－CT 检查	检查日期	YYYY－MM－DD	映射
6.39	PET－CT 检查	检查部位	文本	映射
6.40	PET－CT 检查	检查所见	文本	映射
6.41	PET－CT 检查	检查结论	文本	映射
6.42	PET－CT 检查	是否有肿瘤累积	是,否	结构化＋归一
6.43	PET－CT 检查	肿瘤累及部位	文本	结构化＋归一
6.44	PET－CT 检查	FDG 异常增高摄取部位	数值	结构化
6.45	PET－CT 检查	FDG 异常增高摄取值（SUVmax）	数值	结构化

序号	子模块	数据元名称	值域/数据类型	数据加工类型
6.46	PET－CT 检查	纵隔血池 SUVmax	数值	结构化
6.47	PET－CT 检查	肝血池 SUVmax	数值	结构化
6.48	PET－CT 检查	Deauville 评分	1 分,2 分,3 分,4 分,5 分	结构化

病理学检查

模块名称	参 考 标 准
7. 病理学检查	《电子病历基本数据集　第4部分：检查检验记录》(中华人民共和国卫生行业标准 WS 445.4—2014) 《中国艾滋病诊疗指南(2021年版)》(中华医学会感染病学分会艾滋病丙型肝炎学组　中国疾病预防控制中心)

序号	子模块	数据元名称	值域/数据类型	数据加工类型
7.1	活检病理	检查日期	YYYY-MM-DD	映射
7.2	活检病理	取材部位	文本	映射
7.3	活检病理	检查所见	文本	映射
7.4	活检病理	病理结论	文本	映射
7.5	活检病理	抗酸染色	阴性,阳性,未做	结构化
7.6	活检病理	六胺银染色	阴性,阳性,未做	结构化
7.7	活检病理	抗原名称	CD2、CD5、CD7、CD10、MUM1、CD56、CD3、Ki67、TIA1、CD15、CD21、CD23、CD30、CD20、PAX5、CD5、CD4、CD8、CD38、CD138、CCND1、MYC、BCL2、BCL-6、P53、perforin、Gram-B、ALK、Kappa、Lambda 等	结构化＋归一

序号	子模块	数据元名称	值域/数据类型	数据加工类型
7.8	活检病理	C－myc 阳性率	数值	结构化
7.9	活检病理	Ki－67 阳性率	数值	结构化
7.10	活检病理	P53 阳性率	数值	结构化
7.11	活检病理	BCL－2 阳性率	数值	结构化
7.12	活检病理	BCL－6 阳性率	数值	结构化
7.13	活检病理	MUM1 阳性率	数值	结构化
7.14	活检病理	原位杂交(EBER)	阳性,阴性	结构化
7.15	骨髓活检病理	检查日期	YYYY－MM－DD	映射
7.16	骨髓活检病理	取材部位	文本	映射
7.17	骨髓活检病理	检查所见	文本	映射
7.18	骨髓活检病理	病理结论	文本	映射
7.19	骨髓活检病理	疗效评价	CR,NR,PR,SD,PD,复发	结构化＋归一
7.20	骨髓活检病理	是否复发	是,否,未知	结构化
7.21	骨髓活检病理	骨髓增生程度	极度活跃(Ⅰ级),明显活跃(Ⅱ级),活跃(Ⅲ级),减低(Ⅳ级),极度减低(Ⅴ级)	结构化＋归一

8

治疗相关

模块名称	参 考 标 准
8. 治疗相关	《卫生信息数据元目录　第 1 部分：总则》(中华人民共和国卫生行业标准 WS 363.1—2011) 《电子病历共享文档规范　第 8 部分：治疗记录》(中华人民共和国卫生行业标准 WS/T 500.8—2016) 《中国艾滋病诊疗指南(2021 年版)》(中华医学会感染病学分会艾滋病丙型肝炎学组　中国疾病预防控制中心)

序号	子模块	数据元名称	值域/数据类型	数据加工类型
8.1	抗病毒治疗	开始日期	YYYY－MM－DD	映射
8.2	抗病毒治疗	抗病毒药物 1	文本	结构化＋归一
8.3	抗病毒治疗	开始日期	YYYY－MM－DD	映射
8.4	抗病毒治疗	抗病毒药物 2	文本,无	结构化＋归一
8.5	抗病毒治疗	开始日期	YYYY－MM－DD	映射
8.6	抗病毒治疗	抗病毒药物 3	文本,无	结构化＋归一
8.7	抗病毒治疗	开始日期	YYYY－MM－DD	映射
8.8	抗病毒治疗	抗病毒药物 4	文本,无	结构化＋归一
8.9	抗感染治疗	抗感染治疗开始日期	YYYY－MM－DD	映射

序号	子模块	数据元名称	值域/数据类型	数据加工类型
8.10	抗感染治疗	药物名称	文本	结构化＋归一
8.11	抗感染药物	给药途径	文本	映射
8.12	抗感染药物	剂量	文本	映射
8.13	抗感染药物	剂量单位	文本	映射
8.14	抗感染治疗	结束日期	YYYY－MM－DD	映射
8.15	疗效评价	随访时间	YYYY－MM－DD	映射
8.16	疗效评价	HIV 载量＜50 copies/ml	是，否	结构化
8.17	去甲肾上腺素	开始日期	YYYY－MM－DD	映射
8.18	去甲肾上腺素	结束日期	YYYY－MM－DD	映射
8.19	多巴胺	开始日期	YYYY－MM－DD	映射
8.20	多巴胺	结束日期	YYYY－MM－DD	映射
8.21	化疗	化疗时间	YYYY－MM－DD	映射
8.22	化疗	化疗方案	文本	映射
8.23	化疗	疗程数	数值	映射
8.24	化疗	药物名称	文本	映射
8.25	化疗	给药途径	口服，肌肉注射，静脉注射，静脉滴注，皮下注射，鞘内注射等	映射
8.26	化疗	给药剂量	数值	映射

序号	子模块	数据元名称	值域/数据类型	数据加工类型
8.27	化疗	剂量单位	文本	映射
8.28	化疗	用药频次	qd,bid,tid,qh,qn,持续输注等	映射
8.29	化疗	单位体重剂量	数值	逻辑运算
8.30	化疗	单位体表面积剂量	数值	逻辑运算
8.31	化疗	既往疗程数	数值	逻辑运算
8.32	化疗	开始用药日期	YYYY-MM-DD	逻辑运算
8.33	化疗	结束用药日期	YYYY-MM-DD	逻辑运算
8.34	化疗	药物不良反应	文本	结构化
8.35	放疗	放疗日期	YYYY-MM-DD	结构化+归一
8.36	放疗	放疗部位	文本	结构化+归一
8.37	放疗	放疗剂量(Cy)	数值	结构化
8.38	放疗	放疗次数	数值	逻辑运算
8.39	放疗	单次放疗时长	数值	逻辑运算
8.40	放疗	放疗面积	数值	逻辑运算
8.41	造血干细胞移植	移植日期	YYYY-MM-DD	结构化
8.42	造血干细胞移植	预处理日期	YYYY-MM-DD	结构化
8.43	造血干细胞移植	移植类型	自体移植,异体移植,同基因造血干细胞移植	结构化

序号	子模块	数据元名称	值域/数据类型	数据加工类型
8.44	造血干细胞移植	预处理方案	大剂量美法仑，BEAM，BEAC，CBV，BuCyE，GBM，GBC，mBuCy＋ATG，mCy/TBI＋ATG，mBuCy，mCy/TBI，Cy/TBI，全身放疗疗法等	结构化＋归一
8.45	造血干细胞移植	预处理药物	文本	结构化＋归一
8.46	造血干细胞移植	血小板植入时间	YYYY－MM－DD	结构化
8.47	造血干细胞移植	粒细胞植入时间	YYYY－MM－DD	结构化
8.48	CAR－T细胞治疗	治疗开始时间	YYYY－MM－DD	映射
8.49	CAR－T细胞治疗	治疗结束时间	YYYY－MM－DD	映射
8.50	CAR－T细胞治疗	CAR－T细胞类型	文本	映射
8.51	CAR－T细胞治疗	回输剂量	数值	映射
8.52	CAR－T细胞治疗	是否发生细胞因子释放综合征	是，否	逻辑运算
8.53	CAR－T细胞治疗	细胞因子释放综合征不良事件分级	1级，2级，3级，4级，5级	逻辑运算
8.54	CAR－T细胞治疗	是否发生神经毒性	是，否	逻辑运算
8.55	CAR－T细胞治疗	神经毒性不良事件分级	1级，2级，3级，4级，5级	逻辑运算
8.56	一般支持药物医嘱	开始用药时间	YYYY－MM－DD	映射
8.57	一般支持药物医嘱	结束用药时间	YYYY－MM－DD	映射
8.58	一般支持药物医嘱	商品名	文本	映射
8.59	一般支持药物医嘱	通用名	文本	映射

序号	子模块	数据元名称	值域/数据类型	数据加工类型
8.60	一般支持药物医嘱	给药途径	口服,肌内注射,静脉注射,静脉滴注,皮下注射,鞘内注射等	映射
8.61	一般支持药物医嘱	给药剂量	数值	映射
8.62	一般支持药物医嘱	剂量单位	文本	映射
8.63	一般支持药物医嘱	用药频次	qd，bid，tid，qh，qn,持续输注等	映射
8.64	疗效评价	评价日期	YYYY－MM－DD	结构化＋归一
8.65	疗效评价	评价方法	CT，PET－CT,淋巴细胞术	结构化＋归一
8.66	疗效评价	评价结果	CR，PR，SD，PD	结构化＋归一

8 治疗相关

9

不良事件

模块名称	参 考 标 准
9. 不良事件	《卫生信息数据元目录　第1部分：总则》(中华人民共和国卫生行业标准 WS 363.1—2011) 《电子病历共享文档规范　第8部分：治疗记录》(中华人民共和国卫生行业标准 WS/T 500.8—2016) 《中国艾滋病诊疗指南(2021年版)》(中华医学会感染病学分会艾滋病丙型肝炎学组　中国疾病预防控制中心)

序号	子模块	数据元名称	值域/数据类型	数据加工类型
9.1	不良事件	是否经历任何不良事件	是,否	逻辑计算
9.2	不良事件	不良事件名称	文本	逻辑计算
9.3	不良事件	不良事件开始时间	YYYY－MM－DD	逻辑计算
9.4	不良事件	不良事件结束时间	YYYY－MM－DD	逻辑计算
9.5	不良事件	不良事件分级	1级,2级,3级,4级	逻辑计算
9.6	不良事件	不良事件结局	恢复,稳定,恶化,死亡,其他	逻辑计算
9.7	不良事件	治疗变化	剂量不变,剂量减少,中断治疗,终止用药	逻辑计算

10

随访预后

模块名称	参 考 标 准
10. 随访预后	《卫生信息数据元目录　第 1 部分：总则》(中华人民共和国卫生行业标准 WS 363.1—2011) 《电子病历共享文档规范　第 53 部分：出院小结》(中华人民共和国卫生行业标准 WS/T 500.53—2016) 《中国艾滋病诊疗指南(2021 年版)》(中华医学会感染病学分会艾滋病丙型肝炎学组　中国疾病预防控制中心)

序号	子模块	数据元名称	值域/数据类型	数据加工类型
10.1	随访	随访日期	YYYY-MM-DD	映射
10.2	随访	第几次随访	数值	逻辑运算
10.3	随访	随访方式	电话,微信,短信或电子邮件,门诊复查,入院复查,入户随访,其他	结构化＋归一
10.4	随访	受访人	本人,家属,其他	结构化＋归一
10.5	随访	生存情况	生存,失访,其他	结构化＋归一
10.6	随访	每周药物漏服几次	数值	映射

护理记录

模块名称	参 考 标 准
11. 护理记录	《卫生信息数据元目录　第 1 部分：总则》(中华人民共和国卫生行业标准 WS 363.1—2011) 《电子病历共享文档规范　第 17 部分：一般护理记录》(中华人民共和国卫生行业标准 WS/T 500.17—2016) 《中国艾滋病诊疗指南(2021 年版)》(中华医学会感染病学分会艾滋病丙型肝炎学组　中国疾病预防控制中心)

序号	子模块	数据元名称	值域/数据类型	数据加工类型
11.1	护理记录	日期	YYYY－MM－DD	映射
11.2	护理记录	体温(℃)	数值	映射
11.3	护理记录	收缩压(mmHg)	数值	映射
11.4	护理记录	舒张压(mmHg)	数值	映射
11.5	护理记录	呼吸频率(次/min)	数值	映射
11.6	护理记录	心率(次/min)	数值	映射
11.7	护理记录	24 h 出量	数值	映射
11.8	护理记录	24 h 入量	数值	映射
11.9	护理记录	吸入氧浓度	数值	映射
11.10	护理记录	术后出血量(ml/d)	数值	映射

参 考 文 献

［1］ 中华人民共和国卫生部.卫生信息数据元目录　第1部分　总则：WS 363.1—2011［S/OL］.（2011-08-02）［2022-05-09］.http://www.nhc.gov.cn/wjw/s9497/201108/52741.shtml.

［2］ 中华人民共和国卫生部.卫生信息数据元目录　第3部分　人口学及社会经济学特征：WS 363.3—2011［S/OL］.（2011-08-02）［2022-05-09］.http://www.nhc.gov.cn/wjw/s9497/201108/52743.shtml.

［3］ 中华人民共和国国家卫生和计划生育委员会.电子病历共享文档规范　第1部分　病历概要：WS/T 500.1—2016［S/OL］.（2016-08-23）［2022-05-09］.http://www.nhc.gov.cn/wjw/s9497/201609/f725ee2635c74ed3a728cd2350953bff.shtml.

［4］ 中华人民共和国国家卫生和计划生育委员会.电子病历共享文档规范　第32部分　住院病案首页：WS/T 500.32—2016［S/OL］.（2016-08-23）［2022-05-09］.http://www.nhc.gov.cn/wjw/s9497/201812/570d2277e89444269967da537994e664.shtml.

［5］ 中华人民共和国国家质量监督检验检疫总局.个人基本信息分类与代码　第1部分　人的性别代码：GB/T 2261.1—2003［S/OL］.（2003-07-25）［2022-05-09］.http://openstd.samr.gov.cn/bzgk/gb/newGbInfo?hcno=0FC942D542BC6EE3C707B2647EF81CD8.

［6］ 中华人民共和国国家技术监督局.中国各民族名称的罗马字母拼写法和代码：GB 3304—1991［S/OL］.（1991-08-30）［2022-05-09］.http://openstd.samr.gov.cn/bzgk/gb/newGbInfo?hcno=E5C3271B62636C5DA6853A0DA23EBBA9.

［7］ 中华人民共和国国家质量技术监督局.世界各国和地区名称代码：GB/T 2659—2000［S］.北京：中国标准出版社,2001.

［8］ 中华人民共和国国家质量监督检验检疫总局.个人基本信息分类与代码　第4部分　从业状况（个人身体）代码：GB/T 2261.4—2003［S/OL］.（2003-07-25）［2022-05-09］.http://openstd.samr.gov.cn/bzgk/gb/newGbInfo?hcno=0FC942D542BC6EE3C707B2647EF81CD8.

［9］ 中华人民共和国国家质量监督检验检疫总局.个人基本信息分类与代码　第2部分　婚姻状况代码：GB/T 2261.2—2003［S/OL］.（2003-07-25）［2022-05-09］.http://openstd.samr.gov.cn/bzgk/gb/newGbInfo?hcno=00C2855745344E94D01AB6ACE6CC62CE.

［10］ 中华人民共和国国家质量监督检验检疫总局,中国国家标准化管理委员会.中华人民共和国行政区划代码：GB/T 2260—2007［S/OL］.（2007-11-14）［2022-05-09］.http://openstd.samr.gov.cn/bzgk/gb/newGbInfo?hcno=C9C488FD717AFDCD52157F41C3302C6D.

［11］ 中华人民共和国卫生部.卫生部关于印发《病历书写基本规范》的通知（卫医政发〔2010〕11号）［EB/OL］.（2010-01-22）［2022-05-09］.http://www.nhc.gov.cn/cms-search/xxgk/getManuscriptXxgk.htm?id=45871.

［12］中华人民共和国卫生部.卫生信息数据元目录　第7部分　体格检查：WS/T 500. 1—2016［S/OL］. (2016 - 08 - 23)［2011 - 08 - 02］. http://www. nhc. gov. cn/wjw/s9497/201108/52747. shtml.

［13］中华人民共和国国家卫生和计划生育委员会.电子病历基本数据集　第12部分　入院记录：WS445. 12—2014［S/OL］. (2014 - 06 - 20)［2022 - 05 - 09］. http://www. nhc. gov. cn/wjw/s9497/201406/64940eb79803460aa147d0c14c5074af. shtml.

［14］中华人民共和国国家卫生和计划生育委员会.电子病历共享文档规范　第6部分　检查报告：WS/T 500. 6—2016［S/OL］. (2016 - 08 - 23)［2022 - 05 - 09］. http://www. nhc. gov. cn/wjw/s9497/201611/ad27de62a3784d4c942137591a8f4623. shtml.

［15］世界卫生组织.疾病和有关健康问题的国际统计分类第十次修订本（ICD - 10）［M］.北京协和医院,世界卫生组织国家分类家族合作中心编译. 2 版,北京：人民卫生出版社,2008.

［16］中华人民共和国国家卫生和计划生育委员会.电子病历共享文档规范　第7部分　检验报告：WS/T 500. 7—2016［S/OL］. (2016 - 08 - 23)［2022 - 05 - 09］. http://www. nhc. gov. cn/wjw/s9497/201611/e96103ec48924a4387165fba039ce481. shtml.

［17］中华医学会感染病学分会艾滋病丙型肝炎学组,中国疾病预防控制中心.中国艾滋病诊疗指南（2021 年版）［J］.中华内科杂志,2021,60(12)：1106 - 1128.

［18］中华人民共和国国家卫生和计划生育委员会.电子病历共享文档规范　第8部分　治疗记录：WS/T 500. 8—2016［S/OL］. (2016 - 08 - 23)［2022 - 05 - 09］. http://www. nhc. gov. cn/wjw/s9497/201611/1fd41e7b0dbf45bf82435ebbaf9f6723. shtml.

［19］中华人民共和国国家卫生和计划生育委员会.电子病历基本数据集　第4部分　检查检验记录：WS445. 4—2014［S/OL］. (2014 - 06 - 30)［2022 - 05 - 09］. http://www. nhc. gov. cn/wjw/s9497/201406/e467bd81e1014516861a11e7bae49929. shtml.

［20］中华人民共和国国家卫生和计划生育委员会.电子病历共享文档规范　第53部分　出院小结：WS/T 500. 53—2016［S/OL］. (2016 - 08 - 23)［2022 - 05 - 09］. http://www. nhc. gov. cn/wjw/s9497/201812/8ff889df8f6144bcb69f51b642bb443d. shtml.

［21］中华人民共和国国家卫生和计划生育委员会.电子病历共享文档规范　第17部分　一般护理记录：WS/T 500. 53—2016［S/OL］. (2016 - 08 - 23)［2022 - 05 - 09］. http://www. nhc. gov. cn/wjw/s9497/201812/2f9e79fb3dac42a3a0f65600a448a211. shtml.